VOMISSEMENTS INCOERCIBLES

ACCOUCHEMENT PRÉMATURÉ ARTIFICIEL

EMPLOI DU DOUBLE BALLON

HÉMOSTATIQUE ET DILATATEUR UTÉRIN

Assoc. typ. — Lyon, Riotor, rue de la Barre, 12.

VOMISSEMENTS INCOERCIBLES

ACCOUCHEMENT PRÉMATURÉ

ARTIFICIEL

CHOIX DU PROCÉDÉ

INDICATIONS MULTIPLES REMPLIES PAR LE DOUBLE BALLON

HÉMOSTATIQUE ET DILATATEUR UTÉRIN

RÉTENTION DU PLACENTA, DIAGNOSTIC INTRA-UTÉRIN, PLACENTA PRÆVIA, HÉMORRHAGIE POST PARTUM, ETC.

PAR

LE Dr CHASSAGNY

Lauréat de l'Institut de France (Prix Monthyon),
Membre de la Société de médecine et de la Société des Sciences médicales de Lyon.

PARIS

G. MASSON, LIBRAIRE-ÉDITEUR

Place de l'École de médecine.

1876

AVANT-PROPOS

Avant d'appeler l'attention sur le double ballon hémostatique et dilatateur utérin comme agent provocateur de l'accouchement prématuré artificiel, et de signaler les nombreux services que cet appareil peut rendre à l'obstétrique et à la gynécologie, je dois mettre mes lecteurs en garde contre une confusion qu'ils pourraient facilement établir entre le double ballon hémostatique que je présentai il y a douze ans et le double ballon hémostatique et DILATATEUR UTÉRIN *que je soumets aujourd'hui à leur bienveillante appréciation.*

Le premier n'était destiné qu'à remplir une indication spéciale, arrêter les hémorrhagies qui surviennent après les accouchements compliqués d'insertion vicieuse du placenta;

le second, au contraire, comme l'indique la nouvelle épithète de DILATATEUR UTÉRIN, *est construit d'après un tout autre principe ; il peut remplir les indications les plus variées, et je ne crains pas d'affirmer qu'il n'existe pas en chirurgie un instrument d'un maniement plus facile, d'une action aussi sûre et aussi instantanée et susceptible de parer à de plus nombreuses, à de plus redoutables éventualités.*

VOMISSEMENTS INCOERCIBLES

ACCOUCHEMENT PRÉMATURÉ ARTIFICIEL

PROVOQUÉ PAR LE DOUBLE BALLON HÉMOSTATIQUE ET DILATATEUR UTÉRIN

En général, lorsque l'on propose une méthode nouvelle, on cherche avant tout à bien établir l'état actuel de la science et à en faire ressortir les *desiderata*, puis on passe à la description des procédés qu'on considère, à tort ou à raison, comme devant réaliser un progrès plus ou moins considérable, et l'on termine par des observations à l'appui pour démontrer que les données théoriques ont reçu la consécration de la pratique.

On voudra bien m'excuser de ne pas suivre ces errements et d'entrer brusquement en matière par la citation d'une observation qui est bien, il est vrai, la sanction pratique des idées théoriques qui ont présidé à la conception du double ballon hémostatique et dilatateur utérin, mais qui, d'un autre côté, doit me servir de terme de comparaison et être le pivot de l'argumentation par laquelle je cherche à battre en brèche les anciens procédés et à montrer la nécessité de leur en substituer de plus perfectionnés.

Mme D..., âgée de 47 ans, a eu quatre enfants, l'aîné aurait vingt-deux ans, le dernier a quatorze ans. Dix mois après sa naissance, sa mère a fait une fausse couche à six semaines.

Depuis elle n'est plus devenue enceinte; ses règles ont marché avec la plus grande régularité, sa santé a toujours été excellente; elle était d'une force et d'une vigueur exceptionnelles.

Dans le courant d'avril 1875, Mme D... éprouva quelques malaises, de l'inappétence, des nausées, des vomissements. Ces troubles de la digestion étaient d'abord assez légers pour n'éveiller chez la malade que très-peu d'inquiétude, mais le mois suivant ils prirent des proportions plus considérables, les vomissements devinrent incessants, les douleurs à l'épigastre allaient toujours en augmentant; comme une époque cataméniale venait de manquer, tout paraissait s'expliquer de la manière la plus naturelle : ces accidents ne semblaient pouvoir être considérés que comme la conséquence de la ménopause.

Cependant un médecin fut consulté, qui prescrivit d'abord un purgatif, puis des prises de rhubarbe et des antispasmodiques. Mais, malgré l'emploi de ces moyens, l'état de la malade allait toujours en empirant, et le médecin qui avait donné ces premiers conseils étant mort, on s'adressa à un de nos plus éminents confrères, qui prescrivit une médication alcaline et soumit la malade à une alimentation exclusivement lactée combinée avec des préparations opiacées prises au moment des repas.

Ce traitement réussit à faire tolérer le lait, mais rien que le lait; malheureusement il détermina une constipation des plus opiniâtres, qui mal interprétée, fut attribuée exclusivement au lait. Sans réclamer de nouveaux conseils, la malade suspendit le régime lacté, au lieu de cesser seulement les préparations opiacées.

C'est ainsi que Mme D..., cessant de consulter et de faire aucun remède, arriva à la fin du mois d'août; le ventre avait pris un développement assez considérable, mais on mettait ce développement sur le compte des troubles de la digestion, et l'on ne s'en préoccupait pas autrement, lorsque les mouvements actifs d'un fœtus se produisirent et vinrent révéler à la malade sa véritable situation; elle était arrivée au mlieu du terme d'une grossesse qu'elle n'avait pas jusqu'ici le moins du monde soupçonnée.

A ce moment la faiblesse était déjà extrême, l'amaigrissement considérable, rien n'était toléré, les aliments étaient rejetés aussitôt qu'ingérés, une petite toux sèche et opiniâtre venait encore augmenter les angoisses de la malade qui, cependant, espérait que les accidents allaient s'amender et que la seconde période de la grossesse serait moins mauvaise que la première. Malheureusement il n'en fut rien et Mme D... arriva dans les plus déplorables conditions aux premiers jours de décembre, c'est-à-dire à trois semaines environ du terme de sa grossesse; c'est alors que mes conseils furent réclamés et je pus constater l'état suivant :

Le faciès, profondément émacié, porte les traces d'une altération profonde; le regard est éteint; la peau complètement décolorée offre une teinte jaune paille qui semble accuser les ravages d'une affection organique arrivant à sa période ultime ; le pouls est fréquent, petit, misérable; la soif est vive, mais les boissons ne sont pas mieux tolérées que les aliments; une petite toux sèche et incessante déchire la poitrine.

Pour moi, le problème est ainsi posé : la malade est évidemment prête à succomber, mais succombe-t-elle à une affection organique compliquant la grossesse, ou bien ces accidents d'une si effrayante gravité sont-ils simplement des phénomènes symptomatiques d'une grossesse difficile, compliquée de vomissements incoercibles qui doivent disparaître en même temps que le gravidisme qui les a fait naître ? En ce qui concerne la toux, l'auscultation me donne une réponse satisfaisante ; la poitrine est parfaitement sonore dans toute son étendue, la perméabilité des deux poumons est complète, la toux n'est donc qu'un phénomène réflexe. Mais en est-il de même pour l'estomac? Ici je ne puis m'aider que des signes subjectifs, les signes objectifs me font complètement défaut, le développement du ventre rend impossible tout examen de la région épigastrique, où l'on ne peut constater qu'une douleur trop naturelle pour n'être pas sans aucune signification. Cependant en réfléchissant à la brusque invasion de la maladie, à son développement rapide sans cause appréciable chez une femme jouissant jusqu'ici de la santé la plus florissante, je me crois en droit d'espérer qu'il n'y a rien d'organique et de compter sur les promesses de l'aphorisme *sublata causa tollitur effectus.*

C'est avec cette pensée que j'aborde l'examen de l'utérus : Extérieurement le ventre est très-développé, la malade ne sent que faiblement les mouvements actifs du fœtus ; moi-même je ne puis en percevoir aucun, je crois entendre les battements du cœur dans la fosse iliaque gauche, mais si faiblement que je n'oserais affirmer leur existence ; je pense que le toucher va me faire reconnaître les débuts de cet acte providentiel par lequel l'organisme, avant de s'éteindre, semble vouloir assurer l'œuvre de la reproduction, j'espère trouver un col mou présentant une légère dilatation, prélude d'un commencement de travail ; je l'espérais d'autant plus qu'une légère hémorrhagie survenue le mois précédent avait fait craindre un commencement d'avortement; mais il n'en est rien, le col au contraire est très-élevé, trop élevé pour permettre d'établir le diagnostic d'une présentation; il est fortement porté en arrière, il est dur, rigide, mamelonné ; c'est le col d'une nullipare ne permettant pas même l'introduction de l'extrémité du doigt.

Peut-être est-ce là qu'il faut chercher l'étiologie des accidents de Mme D..., et pourrait-on se croire autorisé à penser qu'ils sont la conséquence de la rigidité d'un utérus se prêtant difficilement à la distension produite par le développement du fœtus. Quoi qu'il en soit, l'indication était précise : plus le col était rigide, moins on était en droit de compter sur les efforts de la nature, plus l'accouchement prématuré-artificiel se posait comme la seule ressource qu'il fût possible d'invoquer dans l'intérêt de la mère et dans celui de l'enfant, s'il était encore vivant.

Privé du concours d'un confrère, soit à cause de l'éloignement de la malade, soit pour un motif de discrétion, je n'hésitais pas à assumer seul la responsabilité de l'opération et du procédé opératoire ; je donnerai plus tard les raisons qui ont déterminé mes préférences.

Le mercredi 7 décembre, à dix heures du matin, mon double ballon fut introduit, le ballon inférieur épais et le ballon supérieur mince furent successivement injectés d'eau tiède; des douleurs assez intenses s'éveillèrent immédiatement et je laissai la malade pendant quelques heures, la confiant aux soins d'une femme âgée qui fait les accouchements dans la localité, mais qui dépourvue de diplôme et encore plus d'instruction et d'initiative, ne put arriver à comprendre le jeu du double ballon, et était par conséquent incapable d'en pratiquer l'introduction et l'injection. Heureusement je pouvais compter sur le mari qui, dans le cours de cette opération, devait me donner les preuves d'une remarquable intelligence. Je le chargeai pendant mon absence d'augmenter progressivement la distension du ballon supérieur, ce qui fut ponctuellement exécuté.

De retour auprès de la malade à trois heures de l'après-midi, j'enlevai l'appareil et je constatai une notable dilatation équivalente environ à une pièce d'un franc ; le col était mou, le vagin était lubrifié par des glaires abondantes et légèrement sanguinolentes ; je pus constater une présentation de la tête.

L'appareil fut de nouveau appliqué, et le mari l'ayant enlevé à six heures, vint une heure plus tard me prévenir que les douleurs avaient été très-vives pendant toute la durée de l'application, mais qu'elles n'avaient pas persisté après son enlèvement. Malheureusement, tout en comprenant très-bien comment devait être pratiquée l'introduction, il n'osait pas prendre sur lui de s'en charger, et la malade resta ainsi sans douleurs jusqu'au lendemain matin.

A dix heures, j'eus le regret de constater la rétrocession du travail. Je pénétrais bien encore dans l'utérus, mais j'y pénétrais par une ouverture présentant la singulière disposition d'une fente transversale dont le bord antérieur était mince et tranchant, mais dont le bord postérieur, qui ne pouvait être que vaguement senti par la face dorsale du doigt, présentait un bourrelet très-épais. Je crus percevoir la sensation pénible d'une déchirure qui se serait produite à côté du col dans le cul-de-sac utéro-vaginal, mais cette idée fut bien vite écartée; si une déchirure s'était produite elle aurait pris de bien plus grandes proportions, et d'ailleurs il suffisait de se rappeler la dilatation de la veille pour en rejeter la possibilité. Ce phénomène s'expliquait facilement en admettant que la rétraction du col s'était faite seulement aux dépens de son bord postérieur.

Complètement rassuré, je réappliquai l'appareil et le laissai de nouveau jusqu'à trois heures ; à ce moment la dilatation avait atteint la grandeur d'une pièce de cinq francs, et n'eût été l'affaiblissement extrême de la malade, les douleurs normales auraient été suffisamment éveillées et l'accouchement aurait pu être abandonné à lui-même; je venais de nouveau de constater la présentation de la tête et en même temps un commencement de formation de la poche des eaux. Cependant un quart d'heure se passant sans apparition de douleurs, je réintroduisis les ballons, qui furent laissés en place jusqu'à six heures; le mari alors les enleva et put venir m'avertir qu'il ne survenait aucune douleur spontanée. Comme il avait très-bien compris le fonctionnement de l'appareil et observé son mode d'introduction, il se décida à l'appliquer lui-même et le laissa en place environ deux heures. Les douleurs alors augmentèrent tellement d'intensité qu'il se vit forcé de l'enlever. A partir de ce moment elles furent incessantes, et à minuit on vint me prévenir que l'accouchement paraissait imminent.

Pensant qu'il n'y avait qu'à recevoir l'enfant, j'ajournai ma visite au matin; mais à neuf heures, rien n'était terminé, les douleurs très-vives et très-rapprochées avaient complété la dilatation, une énorme poche des eaux s'était formée; j'en opérai la rupture et je pus alors préciser la position. La tête était placée transversalement, l'occiput à droite et très-élevé, à gauche on atteignait facilement le front, les orbites, et l'on arrivait sans peine jusqu'à la bouche qui, molle, flasque, n'opérait sur le doigt aucun mouvement de succion.

Après avoir ainsi constaté la mort de l'enfant et tenté vainement d'abaisser l'occiput, je ne pouvais, dans l'état de faiblesse de la malade, l'abandonner aux lenteurs et aux *alea* d'une dystocie causée par la déflexion de la tête et une tendance irrémédiable à une présentation de la face au détroit supérieur. Je me décidai à pratiquer la version.

Le pied droit fut saisi avec la plus grand facilité et amené presque à la vulve ; mais là il me fut impossible de faire évoluer le fœtus, les tractions exercées sur un lacs appliqué sur le pied ne réussirent qu'à faire céder l'articulation tibio-tarsienne, le pied ne tenait plus que par la peau, les linges glissaient sur la jambe en entraînant l'épiderme ; je dus aller à la recherche du second pied que je trouvai arc-bouté derrière le pubis ; je le dégageai non sans peine ; l'évolution se fit alors librement, et après quelques efforts pour faire passer l'abdomen, considérablement développé par une ascite, je terminai facilement la version en amenant un enfant qui par sa taille et son volume égalait au moins un enfant à terme au-dessus de la moyenne. L'épiderme se détachait de toute la surface du corps, mais il n'y avait aucun signe de putréfaction, la mort paraissait remonter à trois ou quatre jours. Le cordon était flasque et verdâtre, le placenta paraissait normal dans toute son étendue, excepté dans un point où l'on constatait un foyer hémorrhagique de la grosseur d'une noix.

La malade, qui pendant le cours du travail avait déjà pu prendre quelques boissons, absorbe immédiatement après l'accouchement un bouillon qui ne fut pas rejeté ; on en augmenta progressivement la quantité, on les troubla bientôt par un peu de tapioca, de semoule, etc. ; la fièvre de lait fut peu intense, et le rétablissement ne fut entravé que par un léger mouvement fébrile et un peu de tension et de douleur du ventre survenus au quatrième jour. Aujourd'hui, deux mois après sa délivrance, Mme D... est rentrée en possession de la santé la plus florissante.

Cette observation m'a paru intéressante à plus d'un titre, non-seulement à cause des faits principaux qui la constituent, mais aussi à cause des circonstances accessoires qui ont pu être observées pendant sa longue évolution. Parlons d'abord de ces dernières :

On est surtout frappé du développement considérable du fœtus, et, si ce n'était pas un fait d'observation vulgaire, on aurait lieu de s'étonner de la nutrition si bien faite à son profit et aux dépens de la mère. L'enfant, il est vrai, avait une ascite considérable à laquelle il a probablement succombé, l'abdomen ne mesurait pas moins de 45 centimètres de circonférence ; mais cet épanchement ne paraît pas avoir été la conséquence de la maladie de la mère, elle était sans doute causée par l'hémorrhagie placentaire, et si, le lendemain, je n'étais pas arrivé trop tard pour faire l'autopsie, j'aurais probablement trouvé dans la circulation du mésentère quelques caillots emboliques qui m'en auraient fourni l'explication. Quant à l'hémorrhagie elle-même, je n'ose hasarder aucune hypothèse sur son étiologie.

Quelle que soit du reste la cause de l'ascite, je ferai observer le rôle qu'elle a joué, suivant moi, pour augmenter les difficultés de la version ; le pied gauche me paraît n'avoir été retenu au-dessus du pubis que par l'impossibilité où le volume du ventre mettait la cuisse de se placer dans la flexion forcée qui se produit lorsque l'on fait la version en tirant sur un seul pied.

Voyons maintenant si l'urgence de l'opération et le choix du procédé opératoire ont été suffisamment justifiés :

La mort de l'enfant me paraît avoir considérablement aggravé la position de la malade. Le fœtus et ses annexes privés de vie n'auraient pas tardé de subir des phénomènes de décomposition; l'amnios ramolli aurait laissé échapper les eaux, et cet écoulement, en permettant l'entrée de l'air, aurait amené la putréfaction, exposé la malade à tous les dangers de la résorption putride et diminué d'autant les chances favorables d'une délivrance spontanée.

Choix du procédé; indications diverses remplies par le double ballon hémostatique et dilatateur utérin.

En ce qui concerne le choix du procédé, il m'était imposé par les circonstances, le succès ne pouvait être qu'à ce prix. Il me sera facile de démontrer qu'avec aucun des moyens conseillés jusqu'à ce jour je n'aurais pu obtenir la sûreté d'action, la promptitude du résultat que j'ai dû à l'emploi du double ballon.

Sans parler des inconvénients et même des dangers des douches utérines, il est évident que je ne pouvais mettre en œuvre un procédé dont l'action est toujours très-lente et qui, même dans les cas les plus favorables, ne permet jamais de terminer l'accouchement avant quatre ou cinq jours.

Je ne citerai que pour mémoire les injections intra-utérines, la titillation des seins, les frictions abdominales, l'électricité, l'introduction d'une bougie dans le col, la perforation et le décollement des membranes, la dilatation du col par la corde de boyau, la laminaire, l'éponge préparée, moyens généralement abandonnés et qui, dans l'espèce, ne pouvaient avoir aucune raison d'être.

J'aurai à montrer l'insuffisance du tamponnement vaginal tel qu'il est pratiqué avec le coton, les linges, la charpie, le colpeurynter de Braun, le ballon Gariel, etc. ; mais l'examen de ces procédés trouvera naturellement sa place lorsque je devrai les comparer avec le double ballon qui n'est en réalité qu'une variété du tamponnement vaginal.

Je ne pouvais pas plus compter sur le tamponnement intra-utérin, conseillé par Schatzemberg, Daudé, Lépine, Moyne, Matteï, Tarnier, Pajot, etc., et généralement accepté comme le dernier mot de la science. Tous ces procédés ont pour but d'introduire dans la cavité utérine un ballon de caoutchouc ou de baudruche que l'on distend ensuite par une injection; tous remplissent assez bien le but, et, dans la grande majorité des cas, on peut compter sur un résultat satisfaisant. Le plus souvent on trouve, au début, le col suffisamment dilaté pour permettre d'introduire les conducteurs qui servent à faire pénétrer le ballon dans la cavité utérine; mais lorsque le col est complètement fermé comme il l'était chez ma malade, il faut une opération préparatoire, il faut, à l'aide de l'éponge préparée, de la corde de boyau, obtenir un commencement de dilatation, et dans un cas où les minutes étaient comptées, j'aurais perdu un temps précieux qui devait être bien mieux employé.

Ce n'est pas tout, immédiatement après son introduction, le ballon provoque des douleurs, il fait l'effet d'une poche des eaux, il s'insinue dans le col, le dilate assez rapidement; puis il ne tarde pas d'être expulsé, et lors même qu'on lui aurait donné un volume considérable, celui d'une grosse orange, par exemple, cette expulsion a toujours lieu prématurément aussitôt que le col a atteint une dilatation équivalente à une pièce de deux franc. Il est vrai que, dans la majorité des cas, lorsque la dilatation est arrivée à ce point, l'accouchement est lancé, les douleurs spontanées se succèdent, la véritable poche des eaux continue l'œuvre du ballon; mais, souvent aussi, il est nécessaire de recourir à de nouvelles introductions, et ce n'est qu'après des sollicitations longtemps répétées que le véritable travail a réellement commencé. Dans un cas, alors que je n'employais pas encore le double ballon, j'ai dû, pendant huit jours et plusieurs fois par jour, renouveler l'introduction du ballon intra-utérin.

Nous avons vu combien l'état de faiblesse de Mme D... a exigé une intervention prolongée de l'agent dilatateur avant qu'on ait pu compter sur les douleurs physiologiques ; si l'on joint à cela les difficultés de l'introduction, la crainte de déchirer prématurément les membranes et de faire à sec les manœuvres obstétricales qui pourraient être plus tard nécessaires, j'aurai suffisamment fait ressortir le côté faible du tamponnement intra-utérin, son insuffisance dans les cas urgents ; et son impuissance pour terminer l'accouchement de Mme D... paraîtra sans doute complètement démontrée.

Examinons maintenant l'action du tamponnement vaginal pratiqué par les moyens ordinaires et par le double ballon :

L'introduction d'un corps volumineux dans la cavité vaginale détermine immédiatement des tranchées utérines, c'est ce fait physiologique incontestable qui a donné naissance au tamponnement vaginal. Conseillé d'abord par Schüller, il a été pratiqué à l'aide du cerf-volant classique, de sachets de toile bourrés de coton, de linge, de charpie, et enfin avec le ballon Gariel; Braun donne à ce ballon le nom de colpeurynter. Quel que soit le procédé employé, il est douloureux, agaçant surtout par sa longueur, il n'exerce qu'une action purement dynamique, les douleurs qu'il provoque sont bien analogues à celles de l'accouchement naturel, mais, arrivant à une époque où rien n'a encore été préparé pour le grand œuvre de la parturition, leur action est bien plus lente que lorsqu'elles se produisent spontanément et à terme. On cite des cas où l'accouchement ne s'est terminé qu'au bout de dix-sept jours.

Tout en ayant une certaine analogie d'action avec le tamponnement vaginal, le double ballon présente cependant des différences radicales ; mais avant tout donnons une idée de son mode de construction.

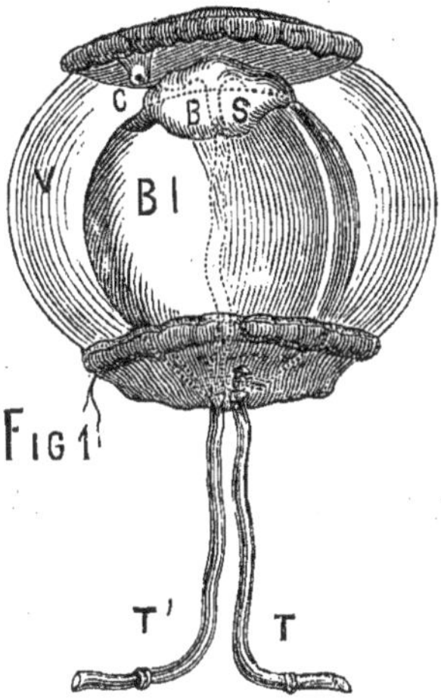

FIG 1

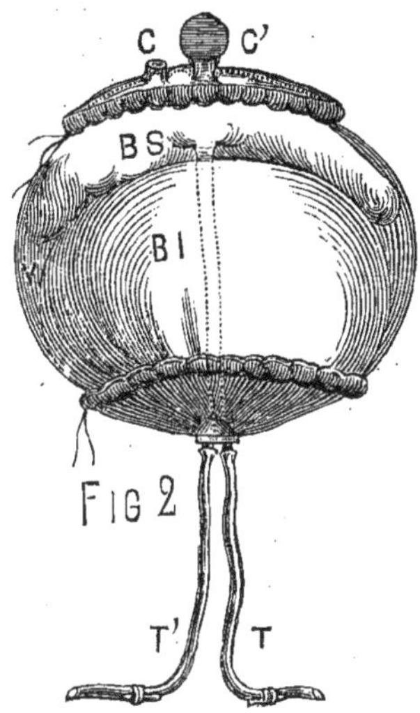

FIG 2

L'appareil se compose de deux ballons (figures 1 et 2) reliés entre eux comme les grains d'un chapelet, et communiquant au dehors chacun par un tube spécial par lequel il peut être injecté isolément. Le ballon supérieur B I est injecté par le tube T ; il est à parois épaisses et représente une boule sphérique ou plutôt un ballon Gariel de dix centimètres de diamètre ; il est traversé par le tube T qui sert à injecter le ballon supérieur B S, lequel est à parois extrêmement minces, et par conséquent susceptible d'un très-grand développement. C'est, en un mot, un de ces ballons qu'on distribue aux enfants dans certains magasins des grandes villes. Tout l'appareil est introduit dans le vagin, où on le perd après lui avoir fait franchir l'anneau vulvaire ; le ballon mince étant introduit le premier, il est devenu le ballon supérieur, le ballon épais reste au-dessous de lui et lui sert en réalité de support. Le ballon de verre V est destiné dans les expériences qui vont suivre à simuler l'excavation (1).

Immédiatement après cette introduction on gonfle le ballon inférieur, soit avec de l'eau, soit avec de l'air. Déjà les douleurs se sont éveillées, et l'on a le résultat obtenu par le simple ballon Gariel ; mais le ballon mince se trouve emprisonné dans le vide qui existe entre le ballon inférieur et le cul-de-sac utéro-vaginal. Si l'on injecte ce ballon *avec de l'eau* (2), il va remplir ce vide (fig. 2), le distendre, et, en vertu des propriétés qu'il doit au peu d'épaisseur de ses parois et *à l'eau*, il s'y comportera comme un corps mou, gélatineux, il s'y moulera, en suivra toutes les sinuosités, pénétrera dans toutes les lacunes. Si le col est encore fermé, il se réfléchira dans le cul-de-sac utéro-cervical, et fera saillie dans le museau de tanche dont il opérera mécaniquement la distension commencée dynamiquement par la contraction.

Je ne saurais trop insister sur la nécessité d'avoir un ballon à parois très-minces et de l'injecter avec de l'*eau*. Dans ces conditions il est mou, susceptible de prendre facilement

(1) Si l'action de l'appareil se comprend facilement, son exécution industrielle ne laisse pas que de présenter d'assez sérieuses difficultés. Je suis heureux de constater qu'elles ont été complètement levées par MM. Mathieu (de Paris) et Albertin, pharmacien à Lyon, place de la Martinière, qui sont en mesure de livrer des appareils irréprochables.

(2) Cette injection peut être pratiquée avec toutes les seringues, mais l'appareil Éguisier est de beaucoup préférable, sa force d'impulsion est parfaitement en rapport avec l'extensibilité des parois vaginales, il donne *ipso facto* la mesure de la pression.

toutes les formes, tandis que si on l'insuffle avec de l'air, il est rénittent et ne s'éloigne qu'avec beaucoup de peine de la forme arrondie.

Cette action dilatatrice du ballon n'est pas seulement passive, elle est continuée par la douleur qui augmente la pression du liquide en diminuant la cavité vaginale aussi bien que la cavité utérine, comme on en a la preuve par la saillie que fait l'appareil à la vulve et par la nécessité de le retenir par un bandage en T lorsque cet organe est trop relâché. Sous l'influence de ces contractions, l'insinuation du ballon s'accentue de plus en plus, et bientôt le col est franchi, une véritable poche des eaux a fonctionné de dehors en dedans, mais une poche des eaux possédant des qualités bien supérieures à la poche des eaux naturelles. En effet, la partie qui a franchi le col s'épanouit au-dessus de lui, le ballon a pris la forme d'une calebasse ou d'un bouton à deux têtes, et alors un double effet mécanique se produit. Par sa tendance à reprendre sa forme sphérique, les deux têtes de bouton se rapprochent et compriment le col suivant son épaisseur, tandis que la partie rétrécie en écarte circulairement les parois; c'est ainsi que la dilatation est rapidement complétée.

On a contesté la possibilité de l'introduction du ballon dans le col; mais l'existence de ce phénomène est d'une trop grande importance pour que je ne me sois pas efforcé d'en démontrer par tous les moyens possibles la réalité (1).

(1) Il importe de démontrer l'insinuation du ballon dans le col, non-seulement au point de vue de l'accouchement prématuré artificiel, mais surtout au point de vue de la théorie des autres indications non moins importantes qu'il est appelé à remplir, et qui ne sauraient être bien comprises qu'après avoir acquis la preuve de cette pénétration.

Il est d'abord un signe rationnel, incontestable, qui à lui seul suffirait pour lever tous les doutes. Lorsque l'appareil fonctionne, le col n'étant pas encore entr'ouvert; si l'injection est pratiquée avec un irrigateur, il arrive un moment où la distension est complète, le ressort cesse de fonctionner, la résistance des parois de l'excavation lui fait équilibre. Or, au bout d'un certain temps, qui ne dépasse pas une heure, si l'on replace l'irrigateur, il fonctionne sans peine et, sans produire une augmentation de gêne ou de douleur pour la malade, on peut faire pénétrer une quantité assez considérable de liquide. Cependant la cavité vaginale ne s'est pas agrandie, elle s'est, au contraire, diminuée de toute la quantité d'urines qui n'a pas été expulsée; le tunnel entre la matrice et le vagin est donc établi.

Mais j'ai voulu des preuves expérimentales plus concluantes encore :

Un globe de verre (fig. 1 et 2) de 10 centim. de diamètre, ouvert à ses deux extrémités, représente l'excavation; à un rebord que présente chacune de ces extrémités, on fixe d'un côté une cloison de toile ayant une fente qui simule la vulve, du côté opposé on fixe une cloison formée par un filet et simulant le cul-de-sac utéro-vaginal (1). Or, après avoir distendu le ballon inférieur, si l'on pousse une injection dans le ballon mince, on le voit se développer, remplir tout le vide, faire hernie dans chacune des mailles du filet, franchir les ouvertures qu'on y a pratiquées et remplir plusieurs petits appendices qui y sont ménagés en forme de doigts de gant; on est

(1) Ce n'est pas ce filet qui figure dans ce dessin, on en comprend trop facilement la description pour que je n'aie pas considéré comme inutile de faire une nouvelle figure.

assuré *de visu* que pas un point du cul-de-sac n'échappe à sa compression.

Mais je me suis heurté contre une autre objection : Le col, m'a-t-on dit, n'est pas une ouverture de niveau avec le fond du cul-de-sac, il est en saillie, et le ballon doit nécessairement le faire plier et l'aplatir en obturant davantage son ouverture. Je pourrais accepter cette explication et dire que, dans ces conditions, la pression exercée par le ballon sur le col ainsi replié aurait pour résultat de le comprimer, de l'effacer et de concourir ainsi à accélérer le premier temps de la dilatation. Mais j'ai tenu à démontrer expérimentalement qu'il agissait d'une manière plus efficace encore et plus directe.

Un tube de peau de chevreau de la grosseur du doigt est replié sur lui-même, un très-petit anneau de caoutchouc est placé au fond du repli après avoir embrassé la moitié interne du tube ; la pression de cet anneau obture complètement l'ouverture et simule parfaitement un col non dilaté, mais dilatable ; les deux parties libres du tube sont cousues circulairement à une ouverture pratiquée à la paroi représentant le cul-de-sac utéro-vaginal. On a ainsi un appendice (C fig. 1) d'un centimètre et demi de longueur, flottant dans le globe de verre et simulant parfaitement un col avec une exagération considérable de sa flexibilité, et dans les conditions les plus favorables pour être aplati par la pression du double ballon ; mais il n'en est rien, et on voit au point C (fig. 2), la membrane de caoutchouc le replier sur lui-même, l'invaginer lui faire franchir le col interne et ensuite le dilater pour le franchir à son tour et faire hernie comme on le voit au point C'.

On s'explique très-bien, après ces expériences, la promptitude d'action du double ballon, et l'on comprend sans peine quels services il doit rendre pour abréger les souffrances de la malade dans les conditions ordinaires où se pratique l'accouchement prématuré artificiel ; mais on appréciera surtout combien il est indispensable dans les cas urgents, dans les cas d'éclampsie, par exemple, où en une demi-heure il amène une ouverture assez considérable pour permettre de continuer la dilatation digitale et de faire l'accouchement forcé.

Si, continuant le parallèle entre le tamponnement vaginal ordinaire et celui que produit le double ballon, on compare la douleur résultant de l'emploi de ces deux moyens, on constate que le simple ballon Gariel est infiniment plus douloureux. Les douleurs excessivement vives produites par l'injection du ballon inférieur sont, pour ainsi dire, calmées lorsque l'on complète la distension de l'excavation par l'injection du ballon supérieur. Il est, je crois, très-facile de comprendre et d'expliquer cette différence.

La présence d'un corps étranger dans l'excavation produit un phénomène réflexe qui détermine la contraction utérine ; mais cette contraction se produit à la fois dans les fibres arciformes du fond de l'organe, dans les fibres longitudinales du corps et dans les fibres circulaires du col et de la région utérine péri-cervicale, de sorte qu'il y a antagonisme entre l'action musculaire qui tend à dilater le col et celle qui s'oppose à cette dilatation, antagonisme d'autant plus grand que l'on opère à une époque plus éloignée du terme, à une époque où le col, moins absorbé par le développement ultime de l'utérus, conserve toute sa force de résistance. De là la longueur de l'accouchement prématuré provoqué par le simple tamponnement utérin. Lorsque, au contraire, on distend l'excavation par l'injection du ballon supérieur, le col est tiraillé circulairement, on surmonte mécaniquement la résistance de ses fibres en même temps qu'on centuple la puissance de l'effort dilatateur exercé par les muscles du fond et du corps de l'utérus.

Dans tous les cas, l'innocuité de l'agent dilatateur est toujours absolue, et la malade arrive toujours, en très-peu de temps, à la dilatation complète. Dans plus de vingt accouchements prématurés artificiels, je n'ai jamais eu le moindre accident qui pût être imputé à la dilatation ; j'ai, il est vrai, perdu trois malades, mais l'une était arrivée à la période ultime d'une affection du cœur ; chez les deux autres, les difficultés tocologiques dépassèrent toutes les prévisions, à tel point que, chez l'une, malgré l'assistance de deux éminents confrères, il fut absolument impossible de pénétrer pour aller saisir un membre et pratiquer la version.

Mais, en revanche, j'ai la satisfaction de pouvoir citer trois malades, dont l'une, grâce au double ballon, a trois enfants vivants, alors que tous ceux qui avaient été extraits avec le forceps ordinaire étaient morts et qu'un seul avait survécu à une application de mon forceps, mais après deux heures de tentatives pour le rappeler à la vie. Les deux autres malades ont chacune deux enfants vivants, tandis que dans tous les accouchements précédents, aucun n'avait survécu.

Dans quelques-uns de ces cas, l'accouchement s'est terminé en quatre heures ; dans quelques autres, il en a fallu six ou huit ; mais, en général, il n'a jamais fallu plus de douze heures pour compléter la dilatation.

Rétention de l'œuf ou du placenta; diagnostic intra-utérin.

Il suffit d'avoir indiqué le mode d'action du double ballon pour qu'on puisse facilement en déduire les nombreuses indications qu'il peut être appelé à remplir. C'est ainsi qu'on sera naturellement disposé à le faire intervenir toutes les fois qu'il s'agira de provoquer artificiellement l'ouverture du col dans les cas de rétention du placenta après l'accouchement, dans les cas d'avortement avec rétention de tout ou partie de l'œuf. Non-seulement il rend la cavité utérine accessible et permet d'y exécuter toutes les manœuvres qui peuvent être nécessaires, mais encore le plus souvent son application suffit pour provoquer l'expulsion des corps dont la rétention peut inquiéter l'opérateur et faire courir des dangers à la malade. Son action n'est pas moins efficace lorsqu'il s'agit d'arriver à la cavité utérine pour poser un diagnostic et pratiquer les opérations dont il vient ainsi de révéler la nécessité. Dans deux cas d'hémorrhagie des plus graves dont la cause ne pouvait qu'être soupçonnée, après avoir obtenu la dilatation du col, j'ai pu reconnaître l'existence de polypes et opérer l'un par la ligature et l'autre par la torsion.

Placenta prœvia.

Mais il est surtout deux cas qui peuvent être considérés comme les plus graves de l'obstétrique, et dans lesquels l'action du double ballon est aussi infaillible qu'héroïque. Je veux parler des insertions vicieuses du placenta et des hémorrhagies *post partum.*

Dans l'état actuel de la science on n'a à opposer aux insertions vicieuses du placenta que le tamponnement vaginal pratiqué, soit avec les linges ou la charpie, soit avec le ballon Gariel; mais ces moyens sont très-souvent insuffisants. Le ballon Gariel laisse presque toujours suinter le sang entre lui et les parois vaginales, le tamponnement avec les linges ou la charpie n'est utile qu'à la condition d'être excessivement bien fait, son application est longue et difficile, son action n'est efficace que lorsqu'il s'est lui-même imprégné d'une certaine quantité de sang qui le complète en se coagulant ; il a l'inconvénient grave de laisser ignorer à l'accoucheur ce qui se passe au-dessus de lui. Car s'il s'oppose d'une manière assez sûre à l'écoulement du sang au dehors, il laisse la malade exposée à toutes les chances d'une hémorrhagie interne qui pourrait devenir rapidement mortelle si elle cessait un moment d'être soumise à une sérieuse observation.

Dans ses admirables leçons cliniques sur l'insertion vicieuse du placenta, le savant professeur Depaul insiste trop sur les soins à apporter à la confection du tamponnement pour ne pas permettre de conclure à l'insuffisance et aux difficultés d'un moyen qu'il est dès lors impossible de considérer comme le dernier mot de la science.

Avec le double ballon, non-seulement on obtient très-rapidement la dilatation nécessaire pour que la tête vienne elle-même arrêter l'hémorrhagie, ou pour pratiquer la version si elle était indiquée, mais cette dilatation s'obtient avec la certitude absolue qu'il ne s'écoulera pas une *seule* goutte de sang. En effet, si l'insertion n'existe que d'un côté du col, le ballon s'insinue entre le col et le placenta qu'il aplatit contre le segment du col auquel il adhère en exerçant ainsi une compression à laquelle aucun des vaisseaux divisés ne saurait se soustraire. Dans une dizaine de cas j'ai pu vérifier l'exactitude de ces données théoriques et constater que la dilatation se fait *complètement à sec.*

Lorsque l'insertion est circulaire, il suffit de percer le placenta à son centre, et la portion du ballon qui s'insinue dans cette ouverture comprime excentriquement toutes les ouvertures béantes des vaisseaux et arrête l'hémorrhagie d'une manière aussi prompte qu'infaillible. J'ai pu obtenir ce résultat dans deux cas que les confrères qui avaient réclamé mon intervention considéraient comme des plus graves, et dans lesquels la malade était déjà presque complètement exsangue.

Hémorrhagies post partum.

Certainement l'insertion vicieuse du placenta crée pour l'accoucheur une bien lourde responsabilité; mais si, dans un grand nombre de cas et avec les moyens jusqu'ici employés, l'hémorrhagie est presque toujours assez considérable pour entraîner la mort de l'enfant, au moins, avec de la prudence et du sang-froid, est-il à peu près certain de sauver la mère, et lorsque ce double malheur l'aura frappé, il aura au moins pu lutter avec énergie et persévérance, il aura eu le temps de réclamer le concours d'un confrère, il n'aura pas été foudroyé. Mais combien est plus terrible le drame de l'hémorrhagie interne! Si le vieux praticien reste ferme et de sang-froid dans cette terrible situation, il ne saurait sans trembler se reporter en arrière et penser combien, à ses débuts, il lui a fallu s'entourer du *robur et œs triplex* d'Horace, pour aller vider l'utérus et solliciter ses contractions, pour le revider encore et lutter toujours contre ce flot sans cesse renaissant et dont la source est pourtant si près de se tarir; il ne saurait oublier avec quelle angoisse il a dû, dans certains cas, rechercher l'aorte chez une femme trop obèse, et s'il a eu une seule fois le malheur d'être débordé, il n'oubliera de sa vie combien l'invasion a été instantanée, combien a été rapide l'évolution de tous ces accidents, et combien, malgré toute l'expérience acquise, il peut encore se trouver dans l'impuissance de conjurer un danger si soudain.

Avec le double ballon hémostatique ce danger est complètement supprimé, et en présence d'une hémorrhagie interne, l'accoucheur est toujours certain d'arrêter l'écoulement du sang avec autant de promptitude et de sûreté qu'on arrête l'écoulement d'un tonneau en tournant la clef du robinet.

Il suffit d'évacuer les caillots, de plonger l'appareil dans le vagin toujours largement ouvert; puis, on insuffle le ballon inférieur et l'on pousse une injection dans le ballon mince qui remplit la cavité utérine, la distend et produit un double effet mécanique et dynamique, mécanique en obturant hermétiquement les sinus béants, dynamique en reconstituant le gravidisme, en distendant les fibres utérines et en provoquant instantanément leur contraction. Immédiatement rassuré, l'accoucheur n'a plus qu'à laisser écouler le liquide en tenant le tube injecteur assez élevé pour que l'écoulement ne puisse se produire que sous l'influence de la pression utérine; lorsqu'il voit le jet faiblir un peu, il suspend un moment l'écoulement pour laisser à l'utérus le temps de revenir sur lui-même, et bientôt le ballon s'est vidé en lui laissant l'assurance absolue que la cavité utérine est complètement effacée.

Dans deux circonstances j'ai eu le bonheur de sauver deux malades chez lesquelles tous les moyens avaient été inutilement employés et que j'aurais infailliblement perdues si mon double ballon n'avait pas pu arriver à temps.

J'espère bien à l'avenir ne plus me retrouver, au moins dans ma pratique, en présence d'aussi redoutables éventualités; depuis que jai pris l'habitude de ne pas me séparer de mon appareil, j'ai rencontré plusieurs hémorrhagies *post partum* qui ont été immédiatement arrêtées, et si je n'ai pas eu cette immense satisfaction d'avoir arraché mes malades à une mort inévitable, j'en ai éprouvé une non moins légitime en pensant que je n'avais pas laissé grandir le danger, que je leur avais épargné les lenteurs des pénibles réhabilitations qui accompagnent les grandes hémorrhagies.

Si l'on conservait le moindre doute sur le mode d'action du double ballon, on peut le lever immédiatement par une expérience des plus simples et des plus faciles à réaliser : Si, prenant une filoche, on lui fait subir un certain étranglement vers son tiers inférieur, près de son ouverture, de manière à la diviser en deux cavités inégales représentant l'excavation et l'utérus, on voit que la partie supérieure qui représente l'utérus est également distendue dans tous ses points, que le ballon fait hernie dans toutes ses mailles, et qu'il n'est pas possible de supposer un orifice de vaisseau qui ne soit comprimé et hermétiquement obturé.

www.ingramcontent.com/pod-product-compliance
Ingram Content Group UK Ltd.
Pitfield, Milton Keynes, MK11 3LW, UK
UKHW032029260826
14628UKWH00006B/2828

9 782019 656522